LE POUVOIR DU CBD

Le Guide du Débutant sur le CBD et comment il peut peut transformer votre vie en mieux

Table des matières

- Introduction
- Ce qu'est réellement le CBD
- Le CBD ne vous fera pas planer
- Les différentes souches de la plante de cannabis
- Méthodes d'extraction du CBD
- Comment l'utilisation du CBD peut changer votre vie pour le mieux
- le CBD pour soulager la douleur chronique
- Le CBD peut réduire l'inflammation
- Le CBD et la gestion de l'anxiété et de la dépression
- Le CBD et le diabète

- L'utilisation du CBD avec les maladies auto-immunes
- Le CBD et le traitement des problèmes de peau
- Le CBD et les troubles cardiovasculaires
- Le CBD et les problèmes neuropsychiatriques
- Les formes les plus courantes de CBD
- Teintures au CBD
- Capsules de CBD
- Vaping CBD
- Sprays oraux au CBD
- Gommes au CBD
- Gels, lotions et crèmes au CBD
- Ce que vous devez savoir sur les produits CBD

- Utilisez si possible un dispensaire agréé pour vos produits CBD
- À quels produits CBD devez-vous faire confiance ?
- Ce qu'il faut éviter lors du choix des produits CBD
- Les mythes les plus courants sur le CBD
- Le CBD est meilleur sans THC
- Le CBD se transforme en THC dans votre estomac
- Le CBD est médicinal et le THC est destiné à la récréation
- De fortes doses de CBD sont plus efficaces que de faibles doses
- Le CBD n'a pas de propriétés psychoactives
- Le CBD est identique à un sédatif

- La psychoactivité du CBD est un mauvais effet secondaire

Introduction

Les bienfaits du CBD sur la santé sont bien connus et vous savez peut-être déjà comment le CBD peut être utilisé pour gérer la douleur. Ce que vous ne savez peut-être pas, c'est pourquoi le CBD est si efficace et les différents problèmes de santé qu'il peut aider à résoudre.

Le CBD est aujourd'hui disponible dans une série de formats différents. Si vous êtes novice dans l'utilisation du CBD, le choix peut être écrasant. En lisant ce livre, vous saurez quel format de CBD vous devez utiliser pour gérer vos problèmes de santé.

Ce rapport est idéal pour vous si vous êtes un débutant en matière de CBD. Nous couvrirons toutes les questions les plus importantes sur le CBD dans ce rapport afin que vous sachiez exactement ce que vous devez faire. Le CBD a souvent mauvaise réputation en raison des mythes qui l'entourent. Ces mythes sont tous faux et nous allons vous expliquer pourquoi.

Vous méritez de connaître la vérité sur le CBD et sur la façon dont il peut vous aider, alors lisez l'intégralité de ce court livre.
Ne vous privez pas des propriétés du CBD qui changent la vie.

Entrons dans le vif du sujet !

Dans la première section, nous expliquerons ce qu'est réellement le CBD.

CE QU'EST REELLEMENT LE CBD

Il est essentiel que vous compreniez parfaitement ce qu'est le CBD et ce qu'il n'est pas. Beaucoup de personnes n'utiliseront pas le CBD parce qu'elles ne le comprennent pas vraiment. Nous éviterons d'utiliser trop de jargon technique dans cette section afin qu'il soit plus facile pour vous d'apprendre ce qu'est le CBD.

CBD est l'abréviation de Cannabidiol. Il provient de la plante de cannabis et est

cannabis et n'est que l'un des quelque 100 composés que l'on trouve dans cette plante. La plante de cannabis porte des bourgeons ou des fleurs et c'est là que se trouve la résine de CBD, qui ressemble à de la glu. Les fleurs de la plante de cannabis sont recouvertes de petites structures ressemblant à des champignons, appelées trichomes.

Le rôle de ces trichomes est de fournir une protection contre les rayons UV et la chaleur excessive. Ces trichomes sont dotés de glandes et contiennent des composés médicaux très efficaces comme les terpènes aromatiques, le THC et le CBD. Les trichomes ont également des propriétés qui protègent la plante des bactéries, des champignons et des insectes. Les insectes se retrouvent piégés dans la résine gluante.

Le CBD ne vous fera pas planer

L'une des principales idées fausses sur le CBD est qu'il vous fait planer. Cela dissuade beaucoup de gens de l'utiliser et c'est totalement faux.

Le composant de la plante de cannabis qui fait planer les gens est le THC (tétrahydrocannabinol).

Une autre idée fausse sur le CBD est qu'il crée une dépendance. Ce n'est pas le cas, vous ne devez donc pas craindre de créer une dépendance dans votre vie en utilisant le CBD. Beaucoup de gens ne comprennent pas ce qu'est le CBD et pensent que c'est la même chose que de fumer de l'herbe. Maintenant que vous connaissez la vérité, vous pouvez prendre la bonne décision concernant le CBD.

Les différentes souches de la plante de cannabis

La plante de cannabis a un certain nombre de souches différentes. Comme vous le savez maintenant, le CBD se trouve dans les trichomes de la plante. Mais la quantité de CBD disponible dans les trichomes dépend de la variété de la plante de cannabis. Par exemple, le chanvre industriel, qui a une faible teneur en résine, a beaucoup moins de trichomes (et moins d'huile de CBD) que les variétés de plantes de cannabis qui ont une forte teneur en résine. Une variété de plante de cannabis à forte teneur en résine contient généralement des niveaux élevés de THC et de très petites quantités d'huile de CBD.

de THC et de très petites quantités de CBD, il est donc très important de choisir la bonne variété.

Une fois que vous avez trouvé la bonne variété de plante de cannabis à forte teneur en huile de CBD, l'huile doit être extraite. Il existe différentes façons d'extraire l'huile de CBD et le but de ces méthodes d'extraction est de produire de l'huile de CBD et d'autres composants bénéfiques pour la santé.
CBD et d'autres composants bénéfiques pour la santé sous la forme la plus concentrée.

MÉTHODES D'EXTRACTION DU CBD

Lorsque le CBD est séparé d'une plante de cannabis, il se présente sous la forme d'une huile épaisse et très puissante. Le CBD étant soluble dans l'alcool et l'huile, le processus d'extraction implique normalement l'utilisation d'un agent chimique qui dissout un composé à base d'alcool ou d'huile.

La méthode la plus courante, et probablement la plus sûre pour l'extraction du CBD, consiste à utiliser du CO_2. Lorsque le CO_2 est soumis à une pression élevée et à des températures variables, il se transforme en un liquide qui sépare les principes actifs de la plante de cannabis.

principes actifs de la plante de cannabis. En utilisant des températures spécifiques, les méthodes d'extraction au CO_2 permettent d'extraire le CBD purement, sans le mélanger à d'autres composés.

Une autre méthode d'extraction consiste à utiliser de l'éthanol. Cette méthode est utilisée depuis très longtemps et, dans les années 1800, elle a été utilisée pour créer le "chanvre indien" que beaucoup de gens utilisaient pour surmonter un certain nombre de problèmes de santé tels que les spasmes musculaires, la douleur, la dépression et l'anxiété. L'utilisation de l'éthanol pour l'extraction a été interdite aux Pays-Unis en 1937. mais elle est revenue en tant que méthode d'extraction efficace. L'alcool jugé de qualité alimentaire est également utilisé pour extraire l'huile de CBD de la plante de cannabis. Ce processus crée une huile de CBD de très haute qualité que les gens peuvent ingérer par voie orale. Une autre méthode d'extraction efficace est l'utilisation l'utilisation d'hydrocarbures. Ici, le propane, l'hexane ou le butane sont utilisés pour l'extraction. L'extraction à l'aide d'hydrocarbures peut être très efficace car elle permet de séparer les terpènes et les cannabinoïdes précieux des composants indésirables tels que la chlorophylle.

L'extraction aux hydrocarbures peut cependant être dangereuse car elle est très inflammable. Si un utilisateur de CBD extrait par hydrocarbures vaporise la substance, cela peut lui nuire, surtout s'il a un système immunitaire affaibli.

La dernière méthode d'extraction du CBD consiste à utiliser de l'huile d'olive. Il s'agit d'une méthode simple et rentable. Vous pouvez même la faire chez vous si la possession de la plante de cannabis est légale là où vous êtes. La plante de cannabis doit être chauffée dans un four, ce qui convertit le CBDA en CBD et le THCA en THC. Ensuite, vous devez faire macérer la plante dans de l'huile d'olive, puis filtrer et tamiser l'huile de la plante. Il y a un problème avec l'extraction de l'huile d'olive, c'est que le THC n'est pas retiré de l'huile et que, lorsqu'elle est consommée, elle peut vous faire planer.

Dans la prochaine section, nous verrons comment l'utilisation du CBD peut changer votre vie...

COMMENT L'UTILISATION DU CBD PEUT CHANGER VOTRE VIE POUR LE MEILLEUR

La première chose à dire ici est que le CBD a été utilisé efficacement à des fins médicales dans un certain nombre de cultures différentes à travers le monde depuis les temps anciens. Il peut également vous aider. Vous devez savoir que le CBD est une substance naturelle et non un médicament créé par l'homme. De nos jours, trop de gens prennent des médicaments sur ordonnance nocifs.

La prise de CBD pour soulager la douleur est une alternative beaucoup plus sûre que les médicaments sur ordonnance. Le CBD a fait ses preuves en matière de soulagement efficace de la douleur pour de nombreuses conditions médicales différentes et il n'y a pas d'effets secondaires potentiellement dangereux à craindre. Voici quelques-unes des façons dont la prise de CBD peut changer votre vie pour le mieux ...

Utiliser le CBD pour soulager la douleur chronique

De nombreuses études ont confirmé que les effets anti-inflammatoires du CBD sont très efficaces pour la gestion de la douleur. Les études réalisées à ce sujet portent notamment sur le soulagement des douleurs du cou et du dos, des migraines, de l'arthrite, de la fibromyalgie, des douleurs neuropathiques et même des douleurs liées au cancer.

Le CBD peut réduire l'inflammation

Si vous subissez une blessure, il y aura une inflammation dans votre corps. Parfois, cette inflammation peut devenir un problème chronique qui peut avoir un impact important sur vos organes et vos tissus. L'inflammation chronique n'est jamais une bonne chose et elle est à l'origine d'un certain nombre de problèmes de santé tels que le diabète, l'asthme, la colite ulcéreuse, la maladie de Crohn et le cancer.

Une étude a été menée en 2015 par Bioorganic and Medicinal Chemistry et a révélé que l'utilisation du CBD était efficace pour réduire rapidement l'inflammation. Elle y parvient en utilisant plusieurs voies de l'organisme.

Le CBD et la gestion de l'anxiété et de la dépression

Des études ont prouvé l'existence d'un lien direct entre de faibles niveaux de sérotonine et l'anxiété. Lors de tests effectués sur des rats, le National Institute on Drug Abuse a constaté que l'utilisation de CBD réduisait le stress. Il a ensuite

recommandé que l'utilisation de CBD aiderait à la gestion du GAD (General Anxiety Disorder).

Vous avez un système nerveux central ainsi qu'un système nerveux périphérique. La CBD interagit avec des récepteurs spécifiques présents dans ces systèmes. Les scientifiques ne peuvent pas expliquer la manière exacte dont cette interaction se produit, mais ils pensent que l'utilisation du CBD modifie les signaux de sérotonine qui ont un impact majeur sur la santé mentale.

En 2014, une étude a découvert que le CBD avait un effet anti anxiété et antidépresseur. Une grande partie de l'anxiété et de la dépression est causée par le stress et une revue en 2018 a révélé que le CBD peut réduire ce stress.

Le CBD et le Diabète

La raison pour laquelle le CBD peut aider les personnes atteintes de diabète est qu'il a une propriété anti-inflammatoire. Le diabète est principalement une condition inflammatoire et le CBD peut aider à réduire cela. Il y a une étude en 2016 qui a été publiée dans Clinical Hemorheology and Microcirculation qui a révélé que les souris traitées avec du CBD ont entraîné une réduction de l'inflammation pancréatique qui a empêché l'apparition du diabète.

En plus de cela, l'étude a montré une réduction globale de l'activité des cellules immunitaires qui peuvent être une cause d'inflammation. L'utilisation de CBD s'est également avérée capable de réduire la résistance à l'insuline et de modérer la glycémie chez les personnes souffrant de diabète de type 2.

L'utilisation du CBD pour les maladies auto-immunes

Il existe différents types de maladies auto-immunes, mais leur point commun est qu'elles induisent le système immunitaire en erreur en lui faisant croire que les bonnes cellules sont des envahisseurs nuisibles. En conséquence, le système immunitaire attaque les bonnes cellules du corps comme si elles étaient mortes.

On sait que le CBD a des propriétés anti-inflammatoires et il devrait donc être efficace pour soulager la douleur causée par les maladies auto-immunes. Les recherches se poursuivent dans ce domaine pour déterminer l'efficacité du CBD dans les troubles auto-immuns.

Le CBD et le traitement des problèmes de peau

Il est possible d'obtenir du CBD dans un format topique et cela peut être efficace dans le traitement des problèmes de peau tels que le psoriasis, la dermatite et l'acné. Le CBD apportera une hydratation supplémentaire à la peau et est également efficace dans la réduction de la production d'huile.

Ces éléments peuvent contribuer à soulager les démangeaisons et les douleurs. Des signes encourageants montrent également que l'utilisation du CBD peut aider à réduire la douleur que créent certains troubles cutanés.

Le CBD et les troubles cardiovasculaires

Les propriétés anti-inflammatoires du CBD peuvent également être en mesure de réduire les risques d'un problème cardiovasculaire tel que l'hypertension artérielle.

Une étude menée en 2009 a montré que l'utilisation de CBD était capable de réduire la pression artérielle de rats lorsqu'ils étaient soumis à des niveaux élevés de stress. Des humains ont participé à une étude en 2017 qui a montré la réduction de la pression artérielle due à l'utilisation de CBD par rapport aux participants qui ont reçu un placebo.

Le CBD et les problèmes neuropsychiatriques

Un examen de plusieurs études antérieures sur le CBD a été réalisé en 2019 et a révélé que le CBD avait des propriétés anxiolytiques et antipsychotiques potentielles. L'examen a également conclu que l'utilisation du CBD pourrait réduire la dépendance à des substances comme les drogues.

Récemment, d'autres études ont montré que le CBD pouvait être efficace en cas de TSPT (trouble de stress post-traumatique). Il a été démontré qu'il aidait certaines personnes souffrant de SSPT à réduire le nombre de souvenirs négatifs et de cauchemars qu'elles faisaient.

Dans la prochaine section, nous aborderons les formes les plus courantes de CBD...

LES FORMES LES PLUS COURANTES DE CBD

Teintures CBD

Une teinture de CBD est créée en utilisant un solvant comme l'huile d'olive ou l'éthanol. Vous consommez le CBD d'une teinture en plaçant les gouttes sur votre langue ou en prenant les gouttes par voie orale. Lorsque vous consommez les gouttes de CBD d'une teinture, elles sont directement absorbées par les vaisseaux sanguins qui existent dans votre bouche.

Lorsque vous ajoutez les gouttes de CBD dans votre bouche en utilisant une teinture, vous devez attendre au moins 1 à 2 minutes pour qu'elles soient absorbées avant d'avaler. Si vous avalez les gouttes de teinture immédiatement, il faudra beaucoup plus de temps pour qu'elles aient un effet sur vous.

Les personnes qui utilisent des teintures de CBD constatent généralement qu'il faut entre 15 et 60 minutes pour ressentir l'effet complet des gouttes. Dans la plupart des cas, les effets durent entre 6 et 8 heures. Si vous débutez avec le CBD, il est préférable de commencer par une faible dose. Un bon exemple de cela est 2,5 ou 5 milligrammes de CBD dans la teinture. Utilisez toujours des teintures de CBD de haute qualité et veillez à lire l'étiquette pour savoir exactement quel est le dosage de CBD.

Capsules de CBD

Il est recommandé aux personnes qui souffrent de problèmes digestifs ou de crises d'épilepsie d'utiliser des gélules de CBD. Vous pouvez également utiliser les gélules de CBD pour aider à résoudre d'autres problèmes de santé tels que le glaucome, l'anorexie et l'acné.

Lorsque vous prenez une capsule de CBD, vous devez lui laisser le temps de se dissoudre dans votre estomac. Ensuite, le CBD est distribué dans votre corps par le biais de votre circulation sanguine. En avalant une capsule de

CBD, vos intestins absorbent le composé et l'envoient ensuite à votre foie. Il faut généralement au moins une heure pour ressentir les effets d'une capsule de CBD si vous avez l'estomac vide. Si vous avez mangé récemment, cela peut prendre jusqu'à 3 heures. Veillez à ne pas prendre d'autres gélules de CBD avant 3 à 4 heures après avoir consommé la dernière.

Il est normal que les effets d'une capsule de CBD se dissipent après environ 6 heures en moyenne. Cela concerne l'effet psychoactif, mais d'autres effets de la gélule peuvent durer jusqu'à 12 heures. Les personnes souffrant de problèmes chroniques peuvent bénéficier des effets plus durables des capsules de CBD.

Vaping CBD

Le CBD est disponible sous forme de vape et les gens l'utilisent car c'est le moyen le plus rapide d'absorber le composé dans le corps. Le CBD atteint le cerveau avant de passer par le foie. Ainsi, lorsque vous vapotez du CBD, vous ressentez les effets en quelques minutes, voire quelques secondes.

Habituellement, les effets d'une vape de CBD se dissipent en 2 à 3 heures environ. Le fait de faire pénétrer le CBD dans l'organisme le plus rapidement possible peut aider à résoudre des problèmes tels que les nausées. Grâce aux effets rapides de la vape, vous pouvez modifier votre dosage rapidement. Certaines personnes ressentent un "high" en fumant du CBD, mais cela ne dure pas très longtemps et vous pouvez facilement ajuster votre prochaine dose.

Le vapotage du CBD comporte toutefois certains risques. Vous pouvez devenir dépendant de la vaporisation et si le CBD n'est pas sous sa forme la plus pure, il peut contenir des substances nocives comme les graisses et les huiles associées au MCT. La consommation de ces produits est généralement sans danger, mais il n'a pas encore été prouvé qu'ils soient sans danger avec la vaporisation.

Spray oral au CBD

Si vous souffrez de sclérose en plaques ou d'une forme de spasticité musculaire, des études ont montré que l'utilisation d'un spray au CBD peut être un moyen efficace et sûr de soulager les symptômes.

Gommes au CBD

Vous pouvez obtenir du CBD sous forme comestible, par exemple sous forme de gommes. Lorsque vous mangez une gomme au CBD, il faut un certain temps à votre système digestif pour traiter et distribuer le CBD, ce qui fait que vous ne ressentirez pas les effets avant un certain temps. Cela peut prendre entre 3 et 4 heures et vous ne devez pas manger d'autres gommes au CBD avant que ce délai ne soit écoulé.

Gels, lotions et crèmes au CBD

Les personnes ayant des problèmes de peau peuvent utiliser une forme topique de CBD, comme un gel, une lotion ou une crème. Vous frotterez le CBD topique sur votre peau et cela peut fournir un soulagement assez rapide de la douleur pour les articulations et les muscles. Lorsque vous utilisez des traitements topiques à base de CBD, ils ne sont normalement pas absorbés par votre flux sanguin et vous n'avez donc pas à craindre d'effets secondaires ou de "défonce".

Dans la section suivante, nous aborderons les points importants dont vous devez être conscient avec le CBD...

CE QUE VOUS DEVEZ SAVOIR SUR LES PRODUITS CBD

Lorsque vous cherchez des produits à base de CBD, nous vous recommandons de rechercher ceux qui sont produits à partir de plants de cannabis à haute teneur en résine, dont les sommités florales ne sont pas fécondées. Ces types de plantes de cannabis se prêtent mieux à l'extraction d'huile de CBD que les plantes à faible teneur en résine ou le chanvre industriel.

Plusieurs récoltants de plantes de cannabis ont réussi à créer des variétés de plantes à haute teneur en résine qui ont un taux de CBD supérieur à 10 %, tandis que le taux de THC est inférieur à 0,3 %.

Utilisez si possible un distributeur agréé pour vos produits CBD.

Certains Pays ont légalisé la vente de cannabis médical et si vous résidez dans l'un de ces Pays, nous vous recommandons vivement de vous rendre dans un dispensaire agréé pour acheter vos produits CBD. Dans les cas où votre Pays n'a pas légalisé le cannabis médical, vous pouvez acheter des produits CBD en ligne, mais vous devez être beaucoup plus prudent. Les produits à base de CBD vendus en ligne ne sont soumis à aucune réglementation et vous pouvez donc prendre un risque avec le dosage de CBD dans ces produits. Dans certains cas, les vendeurs en ligne font passer des produits dérivés du chanvre pour des produits à base de CBD.

Un test mené par l'American Medical Association a permis de vérifier 85 produits à base de CBD disponibles en ligne.
70 % d'entre eux ne présentaient pas le dosage correct de CBD sur l'étiquette. Une autre étude a également montré que certains des produits dérivés du chanvre les plus populaires présentaient des écarts importants.

Les vendeurs en ligne de produits à base de CBD affirment que leurs produits contiennent de l'huile de CBD à spectre complet, mais il a été prouvé que cela était faux dans de nombreux cas. Beaucoup de ces produits sont créés en utilisant un isolat de CBD au lieu d'utiliser une plante entière riche en huile de CBD.

Il faut également savoir que certains produits à base de chanvre sont hautement transformés et contiennent des résidus de solvants qui sont toxiques. Ils peuvent également contenir des arômes et des couleurs artificiels ainsi que d'autres contaminants.

Quels sont les produits CBD auxquels vous pouvez faire confiance ?

Pour ceux qui vivent dans un Pays où le CBD est légal, optez pour des produits provenant de distibuteurs agréés, car ils sont soumis à des réglementations et des normes strictes qui leur sont appliquées..

Si vous devez acheter vos produits CBD en ligne, recherchez toujours des produits CBD à spectre complet. Méfiez-vous des produits qui portent une étiquette de CBD pur ou qui prétendent être exempts de THC. Un produit CBD à spectre complet contient un certain nombre de composés, dont une petite quantité de THC. Dans certains Pays, le THC est illégal. Vous devez donc opter pour des produits CBD à "large" spectre qui contiennent d'autres composés, mais pas de THC.

Ce qu'il faut éviter lors du choix des produits CBD

Vous devez être prudent lorsque vous achetez des produits CBD en ligne. La réglementation actuelle n'autorise pas les sociétés de CBD à faire des allégations sur les bienfaits de leurs produits pour la santé ; si vous voyez cela, n'achetez pas ces produits.

En ce qui concerne les produits comestibles à base de CBD, tels que les gommes, vous devez éviter ceux qui sont fabriqués à partir de sirop de maïs et qui contiennent des colorants artificiels. Ces produits sont souvent décrits comme étant infusés au CBD. Si vous souhaitez opter pour des cartouches de vape contenant de l'huile de chanvre CBD, évitez celles qui utilisent des agents diluants comme le polyéthylène glycol ou le propylène glycol, car ils sont toxiques. Faites attention à d'autres additifs toxiques avec les vapes et évitez celles qui contiennent des agents d'aromatisation.

Certaines entreprises affirment que leurs produits au CBD sont extraits de tiges et/ou de graines de chanvre. Cela n'a aucun sens, car il n'y a pas de CBD dans les graines de chanvre et seulement de minuscules quantités dans les tiges.

Avant d'acheter un produit CBD en ligne, nous vous recommandons de contacter les entreprises et de leur poser des questions précises. Vous vous devez de tout savoir sur les produits à base de CBD que vous utilisez.

Dans la prochaine section, nous aborderons les mythes les plus courants sur le CBD...

LES MYTHES LES PLUS COURANTS SUR LE CBD

Il y a beaucoup d'idées fausses et de mythes sur le CBD et beaucoup de gens évitent de l'utiliser à cause de cela. Dans cette section, nous allons examiner certains des mythes les plus courants sur le CBD et expliquer pourquoi ils ne sont pas du tout vrais.

Le CBD est meilleur sans THC

Beaucoup de gens pensent que le CBD est plus efficace s'il ne contient pas de THC. Ce n'est pas le cas. Les produits CBD qui contiennent un peu de THC sont plus efficaces que ceux qui n'en contiennent pas.

Des études ont montré que le CBD et le THC travaillent en tandem et qu'ils vont chacun renforcer les propriétés curatives naturelles et les effets thérapeutiques de l'autre.

Le CBD se transforme en THC dans votre estomac.

Nous ne sommes pas sûrs de l'origine de ce mythe, car il est étrange. Les gens se méfient du CBD car ils pensent qu'il va les faire planer. Mais des essais cliniques complets ont prouvé que, même avec des doses élevées de CBD, il n'y a pas d'effet high THC. En fait, les bonnes doses de CBD peuvent neutraliser ou réduire de manière significative tout effet high du THC.

Le CBD est médicinal et le THC est destiné aux loisirs.

Il est totalement faux de dire que le THC n'a aucune propriété médicinale et qu'il est uniquement destiné à des fins récréatives. Au centre de recherche Scripps de San Diego, des scientifiques ont signalé que le THC est capable d'inhiber une enzyme qui crée une plaque que l'on trouve chez les personnes souffrant d'Alzheimer.

Le Marinol est un produit à base de THC à molécule unique qui est utilisé comme stimulant de l'appétit et comme traitement efficace des nausées. La réglementation actuelle a approuvé ce produit, le classant comme une drogue de classe III, ce qui signifie qu'il crée moins de dépendance que les autres drogues.

Les doses élevées de CBD sont plus efficaces que les doses faibles.

Cela dépend des produits à base de CBD que vous utilisez. Vous aurez besoin de doses plus élevées pour les isolats de CBD que pour les produits CBD à base de plantes entières. Mais ce n'est pas non plus la meilleure idée d'utiliser de faibles doses de produits CBD à molécule unique. Les experts suggèrent que la bonne combinaison de CBD, de THC et d'autres composants peut être encore plus efficace lorsque l'on utilise de faibles doses.

Le CBD n'a pas de propriétés psychoactives.

Si le CBD ne vous enivre pas comme l'alcool, il n'est pas vrai qu'il ne contient aucune propriété psychoactive. Le CBD peut être puissant pour changer votre humeur, mais il n'a pas l'effet "high" que vous pouvez obtenir avec l'alcool ou le THC. La vérité est que les propriétés psychoactives du CBD ne sont pas aussi fortes que celles du THC.

Le CBD est comme un sédatif

Si vous prenez de fortes doses de CBD, vous risquez de vous sentir un peu somnolent et d'avoir envie de dormir (c'est une bonne nouvelle pour les insomniaques). Mais la prise de doses plus modérées de CBD peut vous donner un léger regain d'énergie.

Il est faux de croire que le CBD est un sédatif. Cependant, il peut aider à rétablir de bonnes habitudes de sommeil car il peut créer plus de mélatonine dans votre cerveau lorsque vous dormez la nuit.

En outre, la prise de CBD devrait contribuer à réduire l'anxiété, ce qui signifie que vous pouvez bénéficier d'un sommeil de meilleure qualité pendant une période plus longue.

La psychoactivité du CBD est un mauvais effet secondaire

Les grandes sociétés pharmaceutiques veulent vous faire croire que tout "high" provoqué par un produit dérivé du cannabis est un effet secondaire grave que vous devez éviter. Elles sont contre tout ce qui peut entraîner un état d'euphorie. Mais l'euphorie est un mot grec qui signifie un état de bien-être.

Le psychiatre, Dr Tod Mikuriya, affirme que nous devrions considérer le CBD et les autres produits du cannabis comme des médicaments. Ils ont des propriétés psychoactives comme un certain nombre d'autres médicaments, mais ce ne sont pas des substances toxiques qui ont des propriétés thérapeutiques comme effets secondaires.

Conclusion

Dans ce livre, vous avez appris que le CBD peut vous procurer de nombreux avantages pour la santé, notamment la réduction de l'anxiété et la gestion efficace de la douleur.

Mais la vérité est que le CBD fait beaucoup plus que cela. Des études ont prouvé qu'il peut aider à réduire les symptômes du cancer et les effets secondaires désagréables tels que les vomissements et les nausées, et bien plus encore.

En outre, d'autres études sur le CBD ont révélé qu'il peut offrir des avantages tels que la réduction des niveaux de pression sanguine, l'amélioration du système circulatoire et la protection du cœur.

La meilleure chose à propos de la prise de CBD est qu'il y a peu ou pas d'effets secondaires comme c'est le cas avec la grande majorité des médicaments. Le risque que vous prenez en consommant du CBD pour améliorer votre qualité de vie est minime.

L'objectif de ce livre était de vous donner un meilleur aperçu de ce qu'est le CBD et de ce qu'il n'est pas. Maintenant que vous savez tout cela et que vous connaissez les avantages que le CBD peut offrir, nous vous encourageons à l'essayer.

Suivez les conseils de ce livre pour vous assurer que vous achetez les bons produits CBD !

www.ingramcontent.com/pod-product-compliance
Lightning Source LLC
Chambersburg PA
CBHW071146240526
45465CB00024BA/1795